HISTOIRE

DE LA VILLE

D'ARGENTEUI

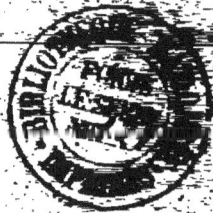

ELBEUF

IMPRIMERIE C. ALLAIN

1, 3 et 5, Rue Saint-Jacques

1897

LOCOMOTION MÉCANIQUE

Systèmes divers, pratiques et éprouvés

Garanties spéciales sur tous Articles

AVIS à ceux qui préfèrent acheter une Machine après l'avoir essayée eux-mêmes sur la route, plutôt que de l'avoir simplement contemplée derrière une vitrine installée sur un magnifique tapis de velours avec défense d'y toucher.

CYCLES de 1res Marques (Systèmes ordinaires) BICYCLETTES, TRICYCLES, TANDEMS, TRIPLETTES, ETC.

Cycles en ALUMINIUM. — **Cycles** perfectionnés à propulsion simultanée des bras et des jambes (système Valère).— **Canots vélocipèdes** à double propulsion. — **Vélocipèdes, Voitures** et **Canots automobiles** (Vapeur, Pétrole, Gazoline, Electricité, etc.

Tracteurs Mécaniques spéciaux.

Moteurs divers. — Machines dynamos (pour installations électriques).

Accessoires mécaniques pour la Vélocipédie et l'Automobilisme (Application des Inventions nouvelles).

ESSAIS DIVERS & PRATIQUES par le Client lui-même sur route ou rivière avant acquisition.

JULES HODEY 3, Bould CHANCONNET ARGENTEUIL S.-&-O.

PLANTS D'ASPERGES D'ARGENTEUIL

Vignes, Fraisiers et Figuiers

LOUIS LHÉRAULT

29, Rue des Ouches, Argenteuil

LAURÉAT DES PLUS HAUTES RÉCOMPENSES FRANÇAISES ET ÉTRANGÈRES

Cultivateur des plus Grandes Aspergeries de France

ENVOI DU CATALOGUE

EXPÉDITION EN FRANCE & A L'ÉTRANGER

1

8°Z Le Senne 9734

RENSEIGNEMENTS GÉNÉRAUX

Population : 15.116 habitants.

Électeurs inscrits au 31 mars 1896 : 3.314.

Député : M. BERTEAUX (✻), 115, avenue des Champs-Elysées à Paris, et à Chatou.

Conseiller général : M. GALLY, à Carrières-Saint-Denis.

Conseiller d'arrondissement : M. TORBIER, à Bezons

Conseil municipal. — Maire : M. LABRIERRE, rue Nationale, 26. **Adjoints :** M. GAUDEL, rue de Sartrouville, 16 ter ; M. COLLAS, Charles, rue de Pontoise, 8.
Conseillers : MM. DEFRESNE-BAST, rue de Sannois, 21 ; BRAY, Grande-Rue, 62 ; CHUFFART, chemin du Bourceron ; LEMOINE-CORDELLE, Grande-rue, 117 ; CAILLÉ, place de l'Eglise ; DESJARDINS, rue de Pontoise, 60 ; SIGNOLLE, Eugène, Grande-Rue, 79 ; MINÉ, avenue Maria ; YON, rue du Port, 38 ; GIRARDIN-FLEURY, rue Saint-Germain, 72 ; GIRARDIN-TARRET, rue de Sannois, 16 ; CHEVALIER, Edmond, rue de Traverse, 12 ; MANCHAIN, rue de Cormeilles, 13 ; LEMOINE-RIVIÈRE, route de Cormeilles, 10 ; LEMOINE, Célestin, rue de Saint-Germain prolongée ; AUBRY, Jules, rue de la Liberté, 14 ; LEMOINE-MIARD, à l'Avalloir ; MORIN, route d'Enghien ; ROBICHON, rue de Pontoise, 14 ; BOYER, rue de Sartrouville, 39 ; BRESNU, rue de Saint-Germain, 60 ; CHAYLADE, rue de Pontoise, 1 ; COLLAS-BRÉTILLE, rue de Pontoise, 51 ; LEVEQUE, rue Carême-Prenant, 21.

Secrétaire de la Mairie : M. Emery, Eugène, (Q O.).

Employés : MM. Desbleumortiers, Georges; Luzy, Georges; Lhérault, Alexandre; Gauthier, Alfred.

Receveur municipal : M. Manoel-Saumane.

Agent-Voyer : M. Boucher.

Architecte de la ville : M. Vigouroux (Q).

Commissariat de police : M. Wehrung, commissaire ; Henry, brigadier ; Salesse, sous-brigadier secrétaire.— Le Commissariat est ouvert continuellement.

Justice de paix : MM. Pelé, juge ; Foucault, greffier ; Dangles, commis-greffier assermenté.— Audiences de conciliation sur lettre, tous les vendredis à une heure; audiences civiles publiques, les mercredis à une heure.

Gendarmerie : MM. Ribrioux, maréchal des logis ; Lambert, brigadier. — Boulevard Héloïse, 78.

Caisses des Écoles : M. Labrierre, Président.

Instruction publique.— École des Garçons : M. Boucher, directeur, rue de l'Abbé-Fleury ; M. Rigault, rue Carnot.— Écoles des Filles : Mme Lecat (Q), rue de l'Abbé-Fleury ; Mlle Therveaux, rue Grégoire-Collas. — École maternelle : Mlle Lecomte, rue de l'Abbé-Fleury.— Salle d'Asile : Mlle Bernard.

Association Polytechnique : Salle des Cours à la Mairie.

Crèche : Place de l'Église.

Bureau de Bienfaisance. — Administrateurs : MM. Chouvon, président ; Bresnu ; Chaylade ; Ollivet père ; Beautin ; Beauchet.

Caisse d'Epargne : Siège à la Mairie ; M. LESAGE, trésorier. La Caisse est ouverte de midi à deux heures tous les dimanches (excepté le dimanche de Pâques et le dernier dimanche de l'année).

Contributions directes : M. MANOEL-SAUMANE (✱), percepteur, rue de Pontoise, 35 ; M. APPERT-JACQUIER, contrôleur, boulevard Calais, 1. — Le bureau de la perception est ouvert les lundi, mercredi et vendredi de 9 heures à 3 heures. Le contrôleur est à la disposition des contribuables à la Mairie, tous les mardis de 2 heures à 4 heures ; il y fournit les renseignements et reçoit les réclamations.

Contributions indirectes : M. POULTIER, receveur, ruelle Innocent ; M. FINEL (✻), rue de la Liberté, 26.

Ponts et Chaussées : M. LORCET, conducteur.

Service des Eaux : M. TOUPET, inspecteur de la Compagnie, rue d'Enghien, 9.

Hôpital : M. le Dʳ BIRON (✻), médecin en chef ; médecin attaché, M. DE GRISSAC (Ꙩ) ; secrétaire-économe, M. LESAGE (Ꙩ) ; receveur, M. MANOEL-SAUMANE (✻). Les sœurs de Saint-Paul de Chartres constituent le personnel.

Bibliothèque communale : Bibliothécaire, M. BOUCHER, rue de l'Abbé-Fleury. — La bibliothèque est ouverte tous les dimanches matin de 8 heures à 11 heures.

Cimetière : Rue de Calais prolongée ; M. POTHRON, conservateur.

Pompes funèbres : 126, Grande-Rue ; M. Giroux, ordonnateur.

Eglise paroissiale de Saint-Denis d'Argenteuil : M. Jacquemot, curé ; MM. Faivre, Frey, Léger, vicaires.

Journaux locaux : Journal d'Argenteuil, Le Réveil, l'Echo d'Argenteuil.

Notaires : M. Boutfol, rue Gaillon. — M. Aubert, rue de Traverse, 7.

Huissiers : M. Boislaigue, Grande-Rue, 39.— M. Guidez, 25, boulevard de Pontoise.

Médecins : M. Biron (✱), rue de la Tour-Billy. — M. Cadet, 3, rue de Seine.— M. de Grissac (Q), boulevard de Pontoise.— M. Puech-Legoyt, 33, avenue de la Gare.— M. Toussaint (Q), 7, rue d'Enghien.

Marché : Tous les mardis et vendredis, ouvert à 6 heures du matin du 1er mars au 31 octobre et à 8 heures du 1er novembre au dernier jour de février, pour fermer à 3 heures de l'après-midi pour toute l'année. Un marché a lieu le dimanche également, mais jusqu'à 11 heures du matin.

Loge Maçonnique : Temple, rue du Port, 9 ; Vénérable, M. Bresnu.

Union des Femmes de France (*Croix Rouge*) : présidents d'honneur, M. Defresne-Bast, ancien maire ; M. Labrierre, maire. Présidente, Madame Boutfol.

Sauveteurs Médaillés de Seine-et-Oise, section d'Argenteuil : Grande-Rue, 116.

SOCIÉTÉS.— Sapeurs-pompiers : M. Caille, capitaine ; M. GRÉBANT, lieutenant ; M. TARTARIN, sous-lieutenant ; M. BRAY, sergent-major.

Caisse de Prévoyance des Sapeurs-Pompiers :
M. LABRIERRE, président ; BLOU, trésorier.

Harmonie Municipale : GOICHON, directeur. Siège Grande-Rue.

Cercle Choral des Enfants d'Argenteuil : Directeur, M. HALLARD, Grande-Rue, 124.

Société Lyrique « L'Attrayante » : M. QUENOT, président. Siège, maison Girardin.

Société Bigophonique : M. BRAY, président. Siège, maison Noblet, Grande-Rue, 160.

Société de tir : Siège route d'Enghien, chez M. ÈVE ; M. ÈVE, Lucien, président ; M. RAGOT, Félix, vice-président ; M. TUMEREL, trésorier.

Société de tir mixte : Siège, 150, boulevard Péreire, Paris ; M. JABIOT, président ; M. BORDEREL, vice-président ; M. WATEL, trésorier.

Société de Gymnastique « La Fraternelle » : M. SIGNOLLE, Edmond (Ω), président ; M. BLOU, vice-président ; M. WALKMANN, trésorier.

Société athlétique : (S. A.) M. SACLEUX, président.

Union patriotique du canton d'Argenteuil : Siège, Grande-Rue (Café de Foy) ; M. BLOU, président ; M. TUMEREL, trésorier.

Union fraternelle des mobiles de 1870 : Siège, avenue de la Gare, 25 ; M. DEFRESNE, président ; M. PLAI-

NEHAULT, capitaine de la territoriale, vice-président ;
M. SIGNOLLE, Eugène, trésorier.

Souvenir Français, section d'Argenteuil : vice-président, M. EDELINE.

Société Vélocipédique : Siège, Café de Foy, 65, Grande-Rue ; M. J. HODEY, président ; M. P. DULONG, vice-président ; M. V. LÉGER, trésorier.

Union Sportive d'Argenteuil (V. S. A.) : Siège, 76, Boulevard Héloïse ; président d'honneur, M. BRAY ; président, M. QUENOT.

Secours Mutuels.— *Société de Saint-Denis :* Siège à la Mairie ; M. WORMS, président ; MM. TOUSSAINT (Q) et FAUTIER, vice-présidents ; M. BÉTIS, ébéniste, trésorier.

La sympathique de l'humanité : siège, ruelle de l'Église ; M. CAILLÉ, président ; MM. BOYELDIEU et ROUCAMPS, vice-présidents.

Sociétés d'Epargne.— *La Ruche :* Siège, Café de Foy, 65, Grande-Rue ; M. A. COLLAS, président ; M. BLAÈS, vice-président ; M. FESCHE, trésorier.

La Fourmi : M. BROUCHOT, correspondant, demeurant 1, rue Lévêque.

La Glaneuse : Rue de Saint-Germain, 2 ; M. MAUCHAIN, président.

La Faucheuse : Boulevard Héloïse, 20 ; M. NÉRAULT, président.

La Moissonneuse : Place de l'Eglise, maison Lemoine ; M. WORMS, Paulin, président.

L'Espérance : Rue de Saint-Germain, 72 ; M. OLLIVET, père, président.

L'Argenteuillaise : Grande-Rue, 97 ; M. SAMSON, président.

L'Econome : Rue de la Voie des Bancs ; M. GRAND-PIERRE, président.

L'Abeille : Place de la Gare, maison Bical ; M. GRAND-PIERRE, président.

L'Epargne d'Argenteuil : 40, avenue de la Gare, M. DEFRESNE, président.

La France Prévoyante : Caisse civile de Retraites, section d'Argenteuil ; M. COHADON, président, 15, rue Laugier.

Prévoyants de l'Avenir, section d'Argenteuil : M. COLLAS, 8, rue de Pontoise.

Syndicat des Cultivateurs : président, M. Eugène CHEVALLIER, rue de Calais.

Syndicat des Marchands de Vins et Métiers Connexes : président, M. VALLÉE, rue d'Enghien.

Union Syndicale du Commerce et de l'Industrie : Cette Société a pour objet principal, par le moyen de l'arbitrage, d'éviter à ses membres, les désagréments des procès devant les tribunaux et de donner force aux demandes que les industriels et commerçants d'Argenteuil peuvent avoir à adresser aux pouvoirs publics. Président, M. COLLAS, rue de la Liberté, 26.

Société d'Horticulture et de Viticulture du Canton : président. M. DAUTIER, rue Michel-Carré.

Chambre Syndicale des Entrepreneurs de Bâtiment : président, M. ALLINE, entrepreneur de menuiserie, rue de Pontoise, 5 ; secrétaire, M. AUZAT, Grande-Rue.

Chambre syndicale de la Boucherie et de la Charcuterie : Siège social. 65. Grande-Rue ; M. DAVERDIN, président ; M. VAST, vice-président ; M. GAROCHAU, trésorier.

Fédération des Travailleurs Socialistes : secrétaire, M. DEVILLERS, rue du Port.

G. BERTIN-DARNEY

HISTOIRE

DE LA VILLE

D'ARGENTEUIL

ELBEUF

IMPRIMERIE C. ALLAIN

1, 3 et 5, Rue Saint-Jacques

—

1897

HISTOIRE

DE LA VILLE

D'ARGENTEUIL

Si l'histoire, comme a dit Cicéron, est « la maîtresse de la vie », elle est aussi, nous permettra-t-on d'ajouter, la vie elle-même, puisqu'elle est le résumé des luttes et des progrès de l'esprit humain et qu'à notre sens elle doit être la grande institutrice des nations. Recueil des résultats de l'expérience, ce fruit du Temps, les nations peuvent éviter les fautes et remédier à la fatalité des choses et des faits en la consultant. Les Guizot, les A. Thierry, les Michelot, les H. Martin, etc., ont tiré des événements qui caractérisent notre histoire, des enseignements d'une haute portée philosophique ; mais ils convenaient aussi que l'Histoire de France est souvent dénaturée par des préjugés, des erreurs et des systèmes sans nombre. Et tout en s'efforçant d'éviter ces écueils, ils réclamaient l'histoire locale, pour longtemps encore peut-être condamnée au dédain, à cause de son humilité, et cependant destinée à remplir un grand rôle parce que, à elle seule, à la modeste monographie il appartiendra de jalonner sûrement la route des faits aux causes par la synthèse. Chaque monographie leur apparaissait comme une pierre destinée à construire le colossal édifice d'une Histoire générale de la Nation. Et lorsqu'ils conseillaient l'Histoire locale à la jeunesse laborieuse de leur temps, ces esprits profonds ajoutaient : «Vous « remplirez un rôle secondaire sans doute, qui suppose « plus de patience que d'imagination, plus de sagacité « que de génie, mais dont le mérite se révèlera toujours « à ceux qui le chercheront et qui voudront en tirer « profit.»

*
* *

Ceci dit, passons à l'Histoire d'Argenteuil. A quelle époque remonte l'origine de cette localité ? Bien qu'il nous semble avoir eu sous les yeux tout ce qui a été écrit ou publié sur Argenteuil, nous nous posons encore cette question après plus de quatre mois de recherches et d'exploration à travers les livres et les manuscrits. Sans doute, il a existé des documents, mais que sont-ils devenus ? Les invasions, les guerres, les révolutions, les haines des religions entre elles, et — ce qui est pire — l'ignorance, ont peut-être à tout jamais anéanti ces vieux parchemins jaunis dont la lecture serait, pour le chercheur, d'un si grand et si puissant intérêt. Donc, aucun document n'établit d'une façon précise l'époque de la fondation d'Argenteuil. Dans une salle d'école de la rue de l'Abbé Fleury, il existe un musée où M. Boucher, après de longues et laborieuses recherches, est parvenu à réunir une très intéressante collection de silex recueillis sur le terri-

toire d'Argenteuil ou dans ses environs immédiats. Il est
donc permis de supposer l'existence d'une station gauloise,
avant la conquête romaine. Mais il ne faut pas oublier
non plus que les bords du fleuve, que les hauteurs qui le
dominent, ont pu être le théâtre de rencontres dont il ne
serait peut-être pas impossible de retrouver le récit. Au
reste, toutes les conjectures sont autorisées, mais toutes
les affirmations ne sauraient l'être. En fait d'histoire, qui
veut remonter à l'antiquité doit avoir les mains pleines
de preuves. La vérité pour se soutenir exige non seulement de la vraisemblance, mais encore beaucoup de
certitudes. Et l'histoire d'un pays est certainement avilie
et déshonorée quand on y mêle quelques faits fabuleux ou
suspects. Aussi ne remonterons-nous pas à des temps
trop éloignés de nous et trop voisins du déluge pour être
connus.

Dans un texte latin, encore inédit, que possède la bibliothèque du Vatican, mais dont une traduction en vers,
écrite au xiiie siècle par Jehan Le Marchand, a été
publiée sous ce titre : *Livre des Miracles de N.-D. de
Chartres*, il existe un calendrier historial où il est dit à
la date du 12 février : « Notre-Dame d'Argenteuil près
Paris, bastie par Clovis I, l'an 501. » Cette mention est
empruntée à Thomas Bozius (1).

Au commencement du vie siècle, Argenteuil possédait
donc une église dont le vocable ne dut pas être étranger,
plus tard, à la dénomination du Monastère. En effet, lorsque en 660, un seigneur nommé Ermanric ou Emery et
sa femme Mummame ou Mumma, en entreprirent la fon-

(1) Lib. 9 de Sig— Eccl. — Cap. 9 Sigebertus in Chron.

dation sur la terre qui leur appartenait, ils le placèrent sous l'invocation de *Notre-Dame de l'Humilité*. Clotaire III approuva l'établissement de ce couvent qui fut soumis à l'abbaye de Saint-Denis et plus tard, en 697, Childebert III, en vertu d'une charte *(1)* qui nous révèle le nom de l'abbesse : *Leudesinde*, lui donna tout ce que le fisc possédait dans la forêt voisine (2).

Aux premiers temps de notre histoire, la dépendance d'un monastère envers un autre qui était alors, comme aujourd'hui, *la maison-mère*, était assujettie à la volonté royale. Charlemagne rendit au monastère d'Argenteuil son indépendance pour en donner le gouvernement à Théodrade qui, selon certains auteurs, était la fille, et selon d'autres, la sœur de l'Empereur. C'est alors que nous voyons apparaître dans l'histoire d'Argenteuil celle de la

Sainte Tunique

dont nous devons reproduire une partie de la légende. Selon la parole de l'Ecriture que nous retrouvons dans la plupart des Evangélistes, aussitôt que Jésus fut crucifié, les quatre soldats qui le gardaient se partagèrent ses dépouilles. Ne voulant pas déchirer sa robe, ils tirèrent au sort à qui l'aurait. Celui à qui elle échut la vendit à Pilate qui l'emporta à Rome où l'appelait Tibère pour répondre à certaines accusations. Il comparut devant

(1) Carta Chidled.
(2) Cormeilles.

Caiüs Caligula, revêtu de cette robe à laquelle il prêtait un pouvoir mystérieux. En effet, il s'était disculpé lorsque la Véronique qui était présente dénonça le stratagème du Gouverneur de la Judée. On lui enleva la robe et il fut condamné à être exilé à Vienne (1) où il se tua (2). Achetée par des chrétiens, la robe fut cachée dans une des nombreuses églises dites des Saints-Anges construites dans la Galatie, province de l'Anatolie — Asie Mineure — voisine de Phrygie, où était la ville des Colossiens. En 590, le roi de Perse fit irruption dans l'Arménie, et ravagea les églises. Dans le désordre de cette guerre, le vêtement du Christ fut enlevé et porté à Zaphat (3) par un Juif nommé Siméon. Celui-ci, atteint subitement d'un mal terrible, l'imputa au larcin dont il s'était rendu coupable et s'empressa d'en faire l'aveu. Aussitôt, dit encore la légende, il fut guéri. Miraculeusement retrouvée, la robe fut, solennellement, transportée à Jérusalem. C'était en 593..... Ici nous croyons devoir arrêter notre récit, car sur cette légende, une autre vient se greffer, puis une troisième. Non seulement ce sont les ténèbres et les lacunes, mais encore à partir de cette date, nous nous trouvons en présence d'une robe et d'une tunique ayant appartenues à Jésus. Or, saint Jean, l'évangéliste, dit ce qui suit (4) : « Les soldats ayant crucifié Jésus prirent « ses vêtements et les divisèrent en quatre parts, une

(1) Aujourd'hui chef-lieu du département de l'Isère.
(2) Stangélius.
(3) Jaffa.
(4) Evangiles selon Saint-Jean. Chap. XIX. V. 23 et 24.

2

« pour chaque soldat. Ils prirent aussi la TUNIQUE et
« et comme elle était sans couture et d'un seul tissu
« depuis le haut jusqu'en bas, ils dirent entre eux : Ne
« la coupons point, mais jetons au sort à qui l'aura, afin
« que cette parole de l'Ecriture fût accomplie : ils ont
« jeté ma ROBE au sort. Voilà ce que firent les soldats.»

Tunique sans couture ou robe, ce n'est, pour saint Jean,
pour l'Ecriture même, qu'un seul et unique vêtement. Il
n'y en a donc pas deux. On pourra chercher, fouiller,
répandre des flots d'encre, torturer les textes, rien ne pré-
vaudra contre l'indiscutable parole de l'Ecriture. Il n'y
eût qu'une tunique ou robe. Et cependant Trèves et
Argenteuil se flattent de posséder chacune une tunique.
Il est vrai que depuis quelques années la question a été
tranchée au mieux des intérêts de ces deux villes. Argenteuil, a-t-on convenu, aura la tunique sans couture et
Trèves la robe. Mais il existe encore un obstacle à cette
combinaison : c'est dom Calmet. Dans un de ses ouvrages
(1), dom Calmet — encore une autorité — qui a vu le
vêtement de Trèves, en fait une description très détaillée ;
il en donne les mesures — cinq pieds moins un demi-
doigt (2) — et surtout un fac-simile qui ne laisse aucun
doute : c'est bien une tunique sans couture — *tunica
inconsutulis.*— Enfin, pour en finir, on nous permettra
de trouver bien étrange que l'historien du règne de Charlemagne, Eginhard, n'ait pas dit un mot d'un événement
aussi important que la remise par l'Empereur lui-même,

(1) Dictionnaire historique — 1780 —T. 4 art. — Vêtements.
(2) Environ 1ᵐ60.

entouré des princes de l'Eglise, d'une telle relique à
sa fille ou sa sœur — peu importe.

La tunique sans couture nous a fait abandonner

Le Monastère.

A son origine, il était rempli de religieuses appartenant
à la famille royale, ou à des familles protégées par les
princes. « Berte — c'est l'abbé Lebœuf qui parle (1) —
« fille de Charlemagne, avait fait présent au monastère
« d'un grand terrain. Cela ne l'empêcha point d'aller en
« décadence et Ode, qui en était abbesse lors de l'invasion
« des Normands, est la dernière abbesse de cette première
« période dont on ait conservé le nom. » En effet, en 845,
le monastère fut pillé, incendié, presque détruit et pendant
plus de 200 ans il demeura en cet état. En 1003, Adélaïs
ou Alix, femme de Hugues Capet et mère du roi Robert,
en entreprit la restauration. Robert lui-même s'associa à
ce relèvement et abandonna au couvent tous les biens
que Hugues Capet possédait à Argenteuil (2). Cette quasi
reconstruction autorisa cette erreur d'Hégaldus (3) à
savoir que le couvent d'Argenteuil aurait été construit
par le roi Robert. Bien que Louis le Débonnaire et Lo-
thaire eussent à nouveau reconnu à l'abbaye de Saint-
Denis le droit de reprendre possession du couvent fondé
par Ermanric, ce ne fut que sous le règne de Louis le

(1) Histoire du diocèse de Paris, t. IV.
(2) Hegaldus — Vie du roi Robert-le-Pieux.
(3)   idem

Jeune — 1137-1180 — que le monastère rentra sous la dépendance de l'abbaye (1). Et quand nous lisons dans les archives ce passage d'une charte de Suger relative au couvent : *qu'il fut aliéné et profané par la légèreté désordonnée de certaines religieuses,* nous pensons, peut-être avec raison, que, pour obtenir le retour du monastère d'Argenteuil sous la surveillance de l'abbaye de Saint-Denis, le célèbre abbé a dû faire allusion à la maîtresse d'Abeilard :

Héloïse

Nous ne retracerons pas ici les souvenirs que réveille ce nom si populaire. Les poètes modernes qui ont fait parler Héloïse n'ont pas compris son caractère ; ils n'ont pas donné à sa figure l'expression de dévouement profond et d'abnégation sublime qui en font un type céleste d'amour. Dans Pope, dans Colardeau, pour ne citer que ceux-là, ce n'est pas Héloïse, cette Héloïse qui refusait d'épouser Abeilard pour lui conserver une réputation pure de toute faiblesse et lui laisser une liberté de travail plus entière, qui ensuite entrait dans le monastère où Abeilard lui ordonnait de se réfugier, épuisée de douleur, mais résignée, mais heureuse dans son désespoir de faire la volonté de celui auquel elle avait consacré sa vie. La véritable Héloïse c'est celle qui triomphe des ardeurs de la passion qui la dévore sans que son cœur se dessèche et qui meurt doublement sanctifiée par l'abnégation d'un

---

(1) Gallia Christiana — T. VII — Instrumenta col. 9.

amour terrestre et par le pur enthousiasme de l'amour divin. Elle prononça ses vœux avec un courage admirable paraphrasant la Pharsale de Lucain : *O Maxime Conjux !*

> O mon illustre époux !
> Sur qui l'injuste ciel fait tomber son courroux,
> A quel affreux malheur ton épouse t'expose !
> Tu te vois accabler ! J'en suis la seule cause.
> Fallait-il que l'hymen nous unit de ses nœuds
> S'il devait à jamais te rendre malheureux ?
> Mais je veux te venger du destin qui t'opprime.
> Vois ce que j'entreprends, reçois-moi pour victime.

. . . .

Les lettres latines d'Héloïse ont été recueillies avec celles d'Abeilard. C'est un rare et précieux monument tel que le moyen-âge nous en a peu légué. Le style en est animé, énergique ; l'érudition se mêle parfois aux élans d'une passion vraie. La latinité en est élégante pour le siècle. De toutes ces lettres nous aurions voulu pouvoir donner plusieurs extraits. Mais notre cadre est un peu étroit. Néanmoins nous ne pouvons résister au désir de citer celui-ci :

« S'il est vrai que les peines partagées sont plus légères,
« vous souffrirez moins quand vous m'aurez conté les
« vôtres. Ne dites pas que vous voulez épargner mes
« larmes : votre silence m'en coûte autant que le récit de
« vos malheurs. D'ailleurs, si vous voulez attendre que
« vous ayez des choses agréables à me mander, j'ai peur
« que vous n'attendiez trop longtemps. La fortune et la

« vertu s'accordent rarement…. Je n'ai jamais aimé
« l'homme en vous. Combien vous ai-je témoigné de
« répugnance pour le mariage ? Quoique je connusse bien
« que le nom de femme était auguste parmi les hommes
« et saint dans la religion, je trouvais plus de charme dans
« celui de votre maîtresse. Les chaînes du mariage portent
« un attachement nécessaire qui ôte la gloire d'aimer,
« que je voulais me conserver ; toutes ces délicatesses
« ne vous sont point échappées : Combien de fois vous
« ai-je protesté qu'il m'était plus doux de vivre avec
« Abeilard comme sa maîtresse que d'être impératrice
« avec Auguste et que je trouvais plus de douceur à vous
« obéir qu'à voir sous mes lois le maître du monde ! La
« véritable tendresse sépare de l'amant tout ce qui n'est
« pas lui : elle ne cherche ni rang, ni fortune.

« Je suis persuadée que s'il y a une félicité à espérer
« ici-bas, ce n'est que par l'union de deux cœurs que la
« sympathie a joints et que le mérite et l'amour récipro-
« que rendent heureux. Il n'y a point alors de vide dans
« leurs cœurs : tout y est en repos parce que tout y est
« content. » (1)

Héloïse reçut, dit-on, beaucoup de vers d'Abeilard.
Mais il n'en est que deux seulement qui ont survécu à
l'oubli, les voici :

> « *Vive, vale, vivantque tuœ valcantque sorores*
> « *Vivite ; Sed Christo, quœso, mei memores.*

c'est-à-dire :

> Adieu ma sœur, adieu : vivez vos sœurs et vous
> Vivez en Jésus-Christ. Souvenez-vous de nous.

---

(1) Oddoul, 1837.

En quittant le monastère d'Argenteuil dont elle fut la dernière prieure, Héloïse devint abbesse du Couvent du Paraclet (1) qu'avait fondé Abeilard lui-même près de Nogent-sur-Seine. Et quand ce dernier mourut en 1142, au prieuré de Saint-Marcel à Châlon-sur-Saône, elle obtint la translation de son corps au Paraclet. Alors, l'admirable créature vécut en recluse, sans aucune relation avec le monde, ne parlant même plus, sa pensée seule s'entretenant avec Dieu du passé et de l'avenir, puis elle s'éteignit lentement le 16 mars 1164... Comme elle en avait elle-même exprimé le désir, elle fut inhumée à côté de celui auquel elle avait témoigné tant de dévouement et tant d'amour — Alors, dit une charmante légende recueillie par M. Augé de Lassus (2) « la tombe étant « ouverte on vit le cadavre d'Abeilard s'écarter de lui- « même, faire place à la compagne tant attendue et ces « deux fantômes s'étreindre une dernière fois avant de « disparaître dans la nuit !...» En 1800, les restes d'Héloïse et d'Abeilard furent déposés au Musée des monuments français dit des Petits-Augustins ; puis, en 1815 à l'église Saint Germain des Prés ; c'est de là qu'ils furent transfé- rés, en 1817, au Cimetière du Père Lachaise où les curieux du roman dans l'histoire peuvent aller saluer ces deux figures, où les pélerins d'amour vont faire leurs dévotions sur le monument de ces deux amoureux...

Après le départ d'Héloïse, le prieuré d'Argenteuil passa dans les mains des

(1) Mot grec qui veut dire Consolation.
(2) Excursion à Argenteuil — Société historique du Vexin.

Bénédictins

moines qui appartinrent plus tard à la Congrégation de Saint-Maur. Amenés par Suger, ils prirent possession du monastère en 1129 — Nous n'entreprendrons pas l'historique de cet ordre qui eut de célèbres démêlés avec les Jésuites, leurs rivaux en gloire littéraire. Moins puissants que leurs adversaires, les Bénédictins, pendant la fameuse querelle des jansénistes et des molinistes dans laquelle ils avaient pris parti, eurent à subir mille et mille tracas dont leur ordre ne se releva jamais entièrement bien qu'ils eurent cependant leur tour. Lorsqu'en 1763, les jésuites furent expulsés de France, c'est aux Bénédictins que l'on confia les établissements d'instruction publique que dirigeaient les premiers — Entre temps, en 1746 (1), la possession du prieuré d'Argenteuil était passée aux dames de Saint-Cyr, dites *Filles de Saint-Louis*, dont la maison d'éducation avait été fondée par Louis XIV sous l'inspiration de Madame de Maintenon. Enveloppé dans le décret de la Constituante, en date du 17 juin 1790, le monastère d'Argenteuil qui était situé entre la rue *Notre-Dame* à gauche, jusques et y compris la *rue des Boucheries*, le *Quai de Seine* et la première maison de la *rue de l'Hôtel-Dieu*, fut vendu en 1791 à quatre premiers acquéreurs qui, à leur tour, divisèrent et subdivisèrent plus tard leur acquisition. C'est ainsi que la commune d'Argenteuil acheta de l'un d'entre eux tous les bâtiments de l'ancienne geôle pour y installer la mairie. En 1840, ces mêmes bâtiments furent remis en vente. Une partie servit à la

(1) Histoire du diocèse de Paris — Abbé Lebœuf.

construction de logements ; le reste, expressément réservé, fut employé à l'élargissement de l'ancienne *place du Marché* et de la *rue des Boucheries*.

Il nous est impossible de terminer ce passage de notre monographie sans consacrer une mention spéciale à l'un des prieurs du monastère d'Argenteuil :

L'abbé Claude Fleury

dont une rue d'Argenteuil porte le nom, naquit en 1640 et mourut en 1723 membre de l'Académie Française et encore prieur d'Argenteuil. Tout d'abord, il embrassa la carrière du barreau, se fit recevoir avocat au Parlement et exerça cette profession pendant neuf ans — Puis, cédant à l'ascendant de ses sentiments religieux, il se décida à entrer dans l'état ecclésiastique. Il venait de recevoir la prêtrise quand il fut choisi — 1672 — pour précepteur des fils du prince de Condé — Il le fut ensuite d'un fils naturel du roi, le comte de Vermandois qui mourut en 1683. Après avoir récompensé les soins de Fleury par une riche abbaye, Louis XIV lui donna une nouvelle preuve de son estime en le chargeant de coopérer, comme sous-précepteur, à l'éducation des enfants de France confiée à Fénelon. Élu en 1696 membre de l'Académie en remplacement de La Bruyère, l'abbé Fleury se montra dans cette tâche difficile le digne collaborateur de l'Archevêque de Cambrai, et quand elle fut terminée, il se retira de la Cour comblé des faveurs de Louis XIV. Il y fut rappelé en 1716 pour devenir le Confesseur du jeune roi— Louis XV — Il remplit cette fonction délicate avec une discrétion parfaite et s'en démit en 1722 à cause de son grand âge. L'abbé Fleury était doué d'un esprit excellent, cultivé par un travail opiniâtre, d'une science profonde, d'une modestie rare et d'un cœur plein de droiture. On lui doit un certain nombre d'ouvrages dont l'énumération nous entraînerait peut être un peu loin. Nous ne pouvons cependant passer sous silence son *Histoire ecclésiastique* en 20 volumes allant jusqu'en 1514. Cette œuvre de Fleury est certainement de toutes celles qu'il a laissées la plus belle, la plus connue et la plus utile. Il y avait travaillé pendant plus de 30 ans et la franchise de l'historien fit mettre l'ouvrage à l'index... Il nous reste à dire que l'abbé Fleury habita pendant 17 ans la maison dite : *Hôtel de la Seigneurie*. Cette demeure est située *rue de l'Hôtel-Dieu* et fut en partie démolie en 1859 par son propriétaire M. Bard. Elle appartient actuellement aux héritiers de ce dernier.

Les Couvents d'Argenteuil

En même temps que le monastère des Bénédictins, il y avait encore trois autres Couvents.

I. Celui des *Bernardines* fondé par Denis Desnault, natif d'Argenteuil. Aumônier de la mère de Louis XIV et curé de Colombes, il était propriétaire du *fief Robiolles* dit aussi *Les Lombards*. Le produit de ses bénéfices était tel qu'il fonda ce Couvent pour des religieuses de l'ordre de Citeaux. L'autorisation lui fut accordée le 13 février 1635 par l'Archevêque de Paris. Puis, après certaines difficultés, ce couvent fut réuni à la Communauté du

Pentemont à Paris et en 1747 les terrains furent mis en vente. S'il faut en croire un plan dressé sur place par l'abbé Lebeuf en 1755, ce couvent était situé dans l'espace compris entre les rues de *Saint-Germain,* le *quai de Seine,* la *rue Lévêque* et la *rue de Seine.*

II. Les *Ursulines* furent appelées à Argenteuil par les religieuses précédentes. Les quatre premières vinrent de Saint-Denis le 26 Juillet 1646 et s'installèrent en des bâtiments donnés par les Bernardines. Mais bientôt trop à l'étroit et leur nombre s'accroissant, elles prirent possession de bâtiments élevés pour elles *rue de Pontoise.* La Martinière (1) dit qu'en 1658 elles étaient une centaine avec un nombre égal de pensionnaires. Le couvent des Ursulines occupait le côté droit de la rue de Pontoise et fut démoli dans le cours des années 1799 et 1800 (2). L'église subsista pendant quelque temps encore et en 1815, elle servait de magasin à fourrage. Un des bâtiments qui donnait sur la grande rue servait d'école de charité. A sa mise en vente la propriété ne trouva point d'acquéreur. Sous le Directoire, elle fut enfin vendue, payée en assignats, mais si peu de chose !.....

III. *Augustins déchaussés* — Nés d'une réforme introduite dans l'ordre des Augustins en 1588, les *déchaussés* d'Argenteuil remplacèrent les Billettes dans le gouvernement de l'hôpital. Et quand Louis XIV, en 1672, eut réuni tous les biens des ordres hospitaliers du royaume à l'ordre du Mont-Carmel, les Augustins déchaussés ne

(1) Dictionnaire.
(2) E. O. Chevallier.

quittèrent point la ville, car Claude Viole, maître des Comptes à Paris et sa femme Marie Poussepin leur avaient fait bâtir un couvent et une église dont la première pierre avait été posée en 1632 par Dominique Séguier, évêque d'Auxerre et qui avait été consacrée en 1657 par F. Faure, évêque d'Amiens. Selon le plan de l'abbé Lebeuf, déjà cité, le couvent des Déchaussés était situé vers la *porte Brault*. Un ruisseau d'eau vive — le *rû Bicheret* — dont la source se trouvait au delà des murs et des fossés, traversait la propriété, avant de faire tourner un moulin. Puis, comme les autres couvents, celui-ci dut subir la mesure prise par la Convention.

Avant d'entreprendre l'histoire d'Argenteuil, il nous reste quelques mots à dire sur

Les Eglises et les Chapelles

Nous avons fait ressortir que Clovis I fit élever à Argenteuil une église dédiée à Notre-Dame. Où était-elle située ? Qu'est-elle devenue ? Aucun des historiens d'Argenteuil n'a relevé les traces d'un monument religieux remontant au ve ou au vi^e siècle. Est-ce à dire que cette allégation est erronée ? Nous ne le pensons pas. Pour expliquer ce silence, nous devons faire remarquer que le premier historien — Grégoire de Tours 564-593 — ne dit pas un mot de l'église d'Argenteuil. Et il n'est point prouvé que ce qu'il dit au sujet de la Sainte-Tunique ne soit pas le résultat d'une addition faite pour les besoins de la cause comme *l'abbé Lebeuf lui-même* croit qu'il en a été fait à la fameuse charte de Hugues, archevêque de

Rouen, sur laquelle on a échafaudé la légende. En somme, croyons-nous, Argenteuil ne fut au moyen âge qu'une bourgade sans grande importance. D'où, de la part des historiens, une certaine indifférence. Pour en revenir aux églises, nous prendrons le plan de 1755 où nous trouvons indiquées : *Saint-Denis*, paroisse ; *Saint-Pierre,* ancienne paroisse.

Cette dernière faisait face au prieuré et M. Olivier Chevalier, dans son ouvrage publié en 1859, dit en avoir vu les ruines. Non loin de cette église et séparée par une rue se trouvait la *Chapelle Saint-Jean* qui existe encore. Loin d'avoir son caractère primitif, la Chapelle Saint-Jean n'est plus qu'un cellier à cuves appartenant à M. Boucher. Toutefois, elle n'a point cessé d'être intéressante. De forme carrée, soutenue par de petits piliers, elle est d'un travail qui semble remonter au xe siècle. Il y existe encore un petit bénitier et une pierre portant cette inscription :

Sub hoc titulo Conditum est corpus Addalaldi, indigni diaconi, qui fuit in isto monasterio magister arte musice qui legis ora pro ipso, et est depositus XV Calendas septembris (1).

Quant à la paroisse actuelle, sa construction est toute récente. Elle n'a rien conservé de l'ancienne qui n'était pas celle construite par Clovis. En parlant de

---

(1) Traduction.— « Sous cette inscription est renfermé le corps de « Addalaldus, diacre indigne, qui fut maître de chant dans ce monas- « tère. Vous qui la lisez, priez pour lui. Il fut déposé ici le 15° jour des « Calendes de Septembre.

l'église dont la démolition a fait place à celle qui existe aujourd'hui, l'abbé Lebeuf dit : « Il peut avoir existé « au VIIIe siècle une paroisse placée sous le vocable de « saint Denis à cause du fameux monastère voisin dont « dépendait le prieuré d'Argenteuil, mais elle était fort « petite. Elle aura sans doute était détruite par les Nor- « mands ainsi que celles qui étaient au bord de la Seine « et depuis elle aura été rebâtie à diverses fois. Il n'y a « rien dans l'édifice que l'on voit aujourd'hui — 1746 — « qui puisse remonter au delà du XIIIe siècle.» Telle qu'elle était, la vieille église contenait des morceaux d'architecture remarquables. Il est profondément regret- table qu'aucune autorité n'ait veillé à sa démolition et tenté de sauver au moins quelques vestiges. Tout a été dispersé, brisé. Un des bénitiers de cette église se trouve chez M. Guénin 4, rue de l'Hôtel-Dieu. L'église actuelle est l'œuvre de M. Ballu et n'a de remarquable à l'inté- rieur qu'un tableau peint en 1854 et signé Bouterwek, représentant Charlemagne apportant la sainte Tunique à Théodrade abbesse. La plupart des vitraux de cette église ont été donnés par des familles d'Argenteuil.

Argenteuil à travers les âges

Aucun événement d'une nature particulière et propre à Argenteuil n'est à signaler ici. Comme tant d'autres locali- tés, voisines de Paris, Argenteuil a subi le contre-coup de toutes les tourmentes qui se déchaînèrent dans la Capitale ou dans ses environs. D'abord, puisque notre récit com- mence avec le moyen âge, ce furent les invasions des Normands qui, selon H. Martin, « n'arrivaient pas en « corps comme l'avaient fait les Germains. Ce n'étaient

« que des bandes de guerriers, d'aventuriers plutôt, sans
« femmes, sans enfants ni serviteurs, liés les uns aux
« autres par un serment inviolable et par un mutuel
« dévouement. Pirates intrépides, pillards farouches,
« animés d'une haine furieuse, parfois féroce, contre les
« chrétiens, sur de longues barques étroites ils remon-
« taient les fleuves et les rivières s'emparaient des chevaux
« dans les prés et la nuit, couraient au loin surprendre
« un château fort, une cité, un monastère qu'ils ravageaient,
« démolissaient, incendiaient.» Le prieuré d'Argenteuil
n'échappa point aux Normands. Affolées, les religieuses
s'enfuirent à chacune des invasions contre lesquelles
Charles-le-Chauve, un vulgaire ambitieux, Charles-le-Gros,
un lâche et Charles III, un simple, ne surent pas combattre et contre lesquelles encore l'égoïsme des grands
ne défendait point les petits et les humbles. Il est vrai
que ces derniers — le peuple — étaient alors si peu de chose
pour les premiers. En effet, la société féodale s'était fondée
à la faveur des luttes que, pour se maintenir, la royauté
soutenait, non contre l'ennemi extérieur, mais contre les
ambitions de famille.... A cette époque, quiconque
travaillait n'était point noble et quiconque n'était
pas noble ne pouvait être libre et était *sujet*. Or, le
sujet était taillable et corvéable à merci : point de
droits pour lui; il ne pouvait ni se marier, ni changer
de demeure, ni transmettre son pécule à ses héritiers
sans la permission du maître. Le meilleur de la succes-
sion était porté au seigneur pour le rachat du reste.
Si le serf mourait sans héritage, on lui coupait la **main**
droite et on la portait au maître afin qu'il vît bien que son

sujet, son serf, ne pouvait plus lui faire service. La souveraineté du seigneur exerçait, sans appel, le droit de haute et basse justice dont le pilori et le poteau étaient les sinistres emblêmes. Argenteuil avait son poteau : il était situé à la porte de l'ancienne geôle, sur la petite place Saint-Jean, face à la rue des Saints Pères ; il avait deux mètres de hauteur ; il était muni d'une forte chaîne où pendait un collier de fer, appelé carcan, dans lequel on attachait, exposés aux regards du public, les auteurs de fautes souvent légères. Quelquefois même pour ces mêmes fautes, selon le caprice du moment, on les fouettait et on les marquait !.... ainsi qu'il en advint en 1782 pour une femme Marie Malet (1) accusée d'un maraudage de figues..... Enfin le droit du seigneur poussé à ses dernières conséquences allait au delà du servage et rétablissait l'esclavage personnel. Le clergé lui-même était aussi engagé dans la féodalité et profitait des abus de cet ordre social qu'il eût dû combattre. Les évêques avaient changé leur titre de défenseurs et de protecteurs du peuple pour celui de seigneur féodal. Ils avaient tous leurs vassaux, leurs vilains, leurs serfs. Toutefois il est juste de dire que les sujets des seigneurs religieux étaient souvent traités de façon plus douce que ceux des seigneurs laïques. Les abbés étaient aussi seigneurs des villages, des bourgs et des villes formées autour de leurs monastères. A cette époque du moyen âge, tout était en concordance avec l'état social. Les campagnes étaient loin d'être pleines de vie comme aujourd'hui, la France était comme

---

(1) E. O, Chevallier

une immense solitude. Les forêts, les marécages, les landes, les terrains en friche occupaient la plus grande partie du territoire. De loin en loin sur un monticule, sur une montagne, s'élevait un château fort, édifice énorme, aux murailles épaisses, aux fenêtres étroites, flanqué de grosses tours crénelées et d'un donjon entouré de fossés profonds, garni d'un pont-levis, qui dominait les lieux d'alentour, sur la terrasse duquel la sentinelle veillait toujours, attentive à tous les bruits. A quelques pas était l'église. Un peu plus loin, dans un lieu retiré, sauvage, quelquefois sur les bords d'une rivière, auprès d'une fontaine, s'élevait un monastère, immense construction, où, sous la direction d'un abbé ou d'une abbesse et sous le contrôle d'une assemblée élective ou chapitre, des moines et des religieuses vivaient les uns d'une vie contemplative, les autres d'une vie de travail matériel ou d'études. Près du château, de l'église, du monastère, habitaient les serfs, vêtus d'un surtout, d'un capuchon et de larges brayes de laine ou de toile grossière. Leur habitation était une espèce d'antre bas, obscur, couvert de chaume, dont les murailles de bois ou de terre ne résistaient pas toujours au souffle du vent. Ça et là se voyaient des cabanes de vilains. Et autour de tout cela, des champs mal cultivés. Les villes n'étaient guère plus brillantes. Les maisons y étaient aussi bâties en terre, les rues étroites, sombres, tortueuses, pleines d'ornières. Dans une pièce de l'habitation on faisait le feu sur une large pierre, la fumée s'échappait par un trou du plafond. Les gens du peuple ne s'éclairaient qu'avec des torches de bois résineux, l'emploi de la chandelle, de la bougie ou de la

lampe étant absolument réservé à la noblesse et au clergé..
Argenteuil — ville ou village — peu importe — conserva
longtemps l'aspect que nous venons de décrire. « C'était,
« dit un auteur, un lieu d'une saleté repoussante. Chacun
« avait dans sa cour un grand trou que l'on emplissait
« de fumier qui était ensuite transporté à dos de bête
« dans les vignes. Les rues étaient des cloaques, non
« pavées. Les maisons n'étaient point aérées et les culti-
« vateurs, par économie, vivaient dans les étables côte à
« côte avec les bestiaux.» Mais revenons à l'histoire....

En 1358, les seigneurs qui avaient été faits prisonniers
à Poitiers revenaient dans leurs foyers chercher leur
rançon. Ils pressuraient leurs vassaux pour réaliser les
fonds nécessaires. Toutes sortes de tortures étaient
inventées pour faire rendre *aux manants* et *aux vilains*
plus qu'ils ne pouvaient payer; à ces vexations se joignaient
celles des gens de guerre qui ravageaient le pays et
brûlaient les chaumières après en avoir enlevé tout ce
qui leur semblait de bonne prise. Tant de misères ne
pouvaient toujours être patiemment supportées. Les
paysans, que les nobles, par dérision, appelaient *Jacques*,
se soulevèrent en masse et la *Jacquerie* éclata. La ven-
geance de ces malheureux fut terrible. Tous les environs
de Paris furent livrés à la plus affreuse désolation.
Argenteuil ne fut point épargné... Déjà l'ère des épreuves
et des tristesses était depuis longtemps ouverte et pour
longtemps encore elle devait se continuer... Les anglais
tenaient le pays. Tantôt d'un côté, tantôt d'un autre, c'était
la guerre et si chaque jour ne voyait pas une bataille, le
pillage, la ruine, étaient à l'état latent, une menace

continuelle, toujours suspendue sur la tête du paysan....
En même temps, régnait une épidémie de peste noire,
indistinctement appelée la *grande mort* ou la *mort noire*
« Le fléau enleva, dit Voltaire, la quatrième partie des
« hommes.» Et Argenteuil qui comptait 117 feux n'en
avait plus que 50 après l'épidémie.

En 1359, Charles, régent de France, ordonna par lettres
de Juillet à Regnault de Gouillon, capitaine de Paris, de
faire détruire, entre autres, le fort du prieuré d'Argenteuil
(1). Cette mesure avait pour but d'empêcher les Anglais
de se loger dans un endroit fortifié.

En 1411, ce fut la guerre civile. Elle dura quatre ans.
Armagnacs et Bourguignons commirent des crimes hor-
ribles. Et Argenteuil, étant donnée sa proximité de Paris,
en eut fort à souffrir. Le monastère fut pillé, les reliques
foulées aux pieds, la tour du clocher où les paysans
s'étaient retirés fut incendiée ; puis les Armagnacs se
retirèrent en exprimant encore le regret de n'avoir pas
tout réduit en cendres....

En 1544, François I, à la demande des habitants
d'Argenteuil, autorisa la construction d'une enceinte
fortifiée. La Martinière dit d'Argenteuil. « Il est entouré de
« murailles flanquées de tours et défendues par un fossé
« et cette enceinte a trois quarts de lieues de circuit. Il y a
« seize portes dont huit le long du port et huit du côté de la
« campagne.» En 1755, ces dernières étaient en réalité
au nombre de neuf, dénommées comme il suit : de *Saint-
Germain*, de *Paradis*. de *Cormeilles*, de *Calais*, de

---

(1) Abbé Lebœuf.

Pontoise, de *Brault,* de *Sannois,* des *Buchettes* et de *Saint-Denis :* c'est dire qu'elles étaient reliées entre elles par une ligne qui, au moins en partie, suivait la ligne des boulevards actuels. Construite sous la surveillance de David Chambellan, écuyer du Roi, mort à Argenteuil en 1545, pendant la durée des travaux, et dont l'épitaphe fut relevée dans l'ancienne église paroissiale par l'abbé Lebeuf, cette enceinte subsista jusqu'à l'an IX de la Révolution — 1803 — A cette époque, M. Dulong, maire d'Argenteuil, fut autorisé à vendre par lots les matériaux des murailles, mais jusqu'au ras du sol seulement. Plus tard, M. Grégoire Collas, maire également, fit arracher le reste et combler les fossés. Les fortifications d'Argenteuil devaient, puisqu'elles n'empêchèrent point la localité d'être prise par les huguenots en 1567, ressembler de fort près à celles dont Rabelais a dit :« Voyez cy ces « belles murailles. O que fortes sont et bien en poinct « pour guarder les oysons en mue ! Par ma barbe elles sont « compétemment meschantes pour une telle ville que ceste « cy, car une vache avecques ung pet en abattroit plus « de six brasses.» La Popelinière raconte ainsi la prise d'Argenteuil. « Le capitaine Boury mena alors son régi- « ment de fantassins à la prise de ce lieu qu'il qualifie de « petite villette, fermée de légères murailles, mal pourvue « de défenses, sans fossés, sans remparts, que la Seine « qu'on passe au bac, gardée de quelques soldats qui se « servaient des habitants. Boury résolut de la prendre « par ruse au changement de garde à la pointe du jour. « Il fut convenu qu'on approcherait par les vignes et « par les masures voisines. Les uns tentèrent de monter

« avec leurs piques et hallebardes aux plus faibles en-
« droits des murailles, les autres s'efforcèrent de rompre
« les portes et quelques uns percèrent les murs. Enfin,
« Boury suivi de quelques uns des siens y entra aux
« dépens de plusieurs coups de hallebarde.» Comme les
Armagnacs, les Jacques et les Normands, les Huguenots
brûlèrent les églises et ruinèrent les paysans. Il est à peu
près démontré que les Huguenots restèrent maîtres
d'Argenteuil pendant plusieurs années. Quoi qu'il en soit,
dans une maison de la rue de Traverse appartenant à
MM. Yon et Guibert, on montre une cave où les réformés
célébraient leurs offices. Un dernier mot sur les fortifications. On voit encore, à l'angle de la propriété Aubry-
Vittet, *boulevard Saint-Denis,* la tour du guetteur de la
haute Seine.

Pendant de longues années, aucun événement remarquable ne se produisit à Argenteuil. Est-ce à dire que
l'état social s'était amélioré ? Non pas. Pour les travailleurs
rien, ou presque rien n'était changé. La bourgeoisie
seule avait pu conquérir quelques libertés. Mais pendant
ces années de servitude, d'humilité, d'esclavage, de domi
nation, les esprits travaillaient. Une pâle lueur, comme
celle qui raye l'horizon à l'aurore du jour, apparut dans
le lointain. Puis la lueur s'étendit encore et enfin embrasa
le ciel. Alors une clameur de joie, un long cri d'allégresse,
de délivrance vibra dans l'espace. D'écho en écho, il
passa les frontières où, au delà, les trônes chancelèrent
au moment où celui de France s'écroulait, écrasant la
Royauté. « C'est une révolte, dit Louis XVI.— *Non Sire,*
répondit le duc de Liancourt, *c'est une Révolution!*»

Tout se lie et s'enchaîne dans l'histoire des nations. Nul fait n'est isolé des événements qui l'ont précédé. Chaque siècle paye son tribut à l'œuvre sociale et lègue au siècle qui le suit le germe des idées qu'il doit développer, le plan, en quelque sorte, de la tâche qu'il doit accomplir. Plus qu'aucun autre événement peut-être, la Révolution de 1789 se rattache à tout notre passé. Nul n'est plus que lui la conséquence logique des travaux, des efforts et des douleurs des générations précédentes. Les fautes de la Royauté, la Réforme, les grandes découvertes du Nouveau-Monde et de l'Imprimerie, la guerre énergique faite par Richelieu au pouvoir féodal, les travaux philosophiques, l'inégalité sociale, l'asservissement d'une nation tout entière, les souffrances, les exactions séculaires d'un peuple au cœur large, généreux, préparèrent cette crise, cette lutte gigantesque où le vieil édifice de la Royauté par droit divin s'écroula sous les efforts d'une puissance nouvelle, terrible, jusque-là méconnue!...

La population d'Argenteuil ne connut aucune des agitations qui bouleversèrent les grands centres ; mais elle fournit, elle aussi, son contingent à la Convention. MM. COLLAS, CHEVALIER, DENIS ROY, L'ABBÉ BÉGUIN, dont nous parlerons plus loin, devinrent membres des assemblées qui siégèrent pendant cette mémorable époque. Puis, quand le 20 juin 1792, l'Assemblée nationale eut déclaré la Patrie en danger ; lorsqu'en Septembre on apprit que les Prussiens de Brunswick s'avançaient en Champagne, lorsque, enfin, en entendant tirer le canon, Danton se fut écrié :« *Le canon que vous entendez n'est* « *pas le canon d'alarme, c'est le pas de charge sur les*

« *ennemis de la Patrie. Pour les vaincre, pour les atterrer*
« *que faut-il ? de l'audace, de l'audace, encore de l'au-*
« *dace !* » la France tout entière frémit, et ni les sacrifices,
ni les dévouements ne lui manquèrent ! Marat, lui-même,
assure-t-on, vint à Argenteuil. Dans l'île, entre la *rue de
l'Hôtel-Dieu* et la *rue Sainte-Barbe*, sur une butte de
terre, destinée à recevoir la tribune où se signeraient les
enrôlements volontaires, *l'ami du Peuple* prononça un
discours et l'on assure encore que le premier enrôlé fut
le fils de Denis Roy le Conventionnel...

L'Empire et sa fin (1814-1815)

Plus de liberté, plus de représentation nationale . A la
volonté du plus grand nombre s'était substituée la volonté
d'un seul homme qui absorbait tout en lui-même et qui
avait la prétention de tout représenter. En retour, de la
gloire pendant dix ans, autant de victoires que de batailles,
d'admirables bulletins, de sublimes harangues, mais, à
la fin, des revers, la France envahie, des défections,
deux abdications forcées, deux exils et la lente agonie du
fils ingrat de la Liberté, sur le rocher de Sainte-Hélène
Telle fut l'époque impériale exclusivement guerrière,
héroïquement chevaleresque, si l'on veut, mais tyrannique
comme tout gouvernement militaire, et en définitive
inférieure à l'époque conventionnelle puisque tous ses
triomphes eurent pour dernier résultat l'envahissement
de la France et le rétablissement de l'ancien régime :
deux malheurs que la Convention avait su conjurer et
que l'aveuglement de l'Empereur a seul rendus possibles..
Nulle part « aucune tradition, dit M. O. Chevalier, ne

« nous a appris qu'on se soit jamais battu dans nos
« environs d'Argenteuil.» Lors de l'invasion de 1814, la
ville eut à loger d'abord des Polonais qui la préservèrent
des incursions des Cosaques. Mais en 1815, des faits
plus graves se produisirent. Les armées ennemies, passant
par Argenteuil pour se rendre à Versailles afin de tourner
Paris, furent attaquées près de Rocquencourt. Leur
marche se trouva arrêtée et des habitants eurent à loger
et à nourrir jusqu'à cinquante hommes. Le lendemain,
le surlendemain, tout le gros de l'armée prussienne tra-
versa la ville. Alors ce fut de la part des Prussiens l'usage
de la force brutale et lâche. Quatre personnes furent tuées,
vingt autres furent blessées d'une façon plus ou moins
grave, enfin trois femmes furent violées et tous ceux que
la peur avait fait fuir eurent leurs maisons complètement
détruites. A ces tristesses il faut ajouter les charges de
toute nature imposées aux habitants obligés de nourrir,
de loger, et les hommes et les chevaux, puis encore de
payer pendant quatre ans une augmentation d'impôts de
vingt-cinq pour cent afin de faire face à la contribution
de guerre imposée à la France !

L'Hôpital

Avant d'analyser le travail très complet fait sur l'établissement actuel par M. Chevalier, nous devons relever
dans l'étude de l'abbé Lebeuf la mention de l'existence
d'un hôpital en 1475. Cela résulte d'un document relatif
à une donation faite par un habitant d'Argenteuil et que
l'évêque approuva. Cet hôpital est vraisemblablement

celui qui fut administré par les *Billettes* que remplacèrent plus tard les Augustins déchaussés. M. Chevalier croit que cet établissement de charité devait se trouver dans la *rue de l'Hôtel-Dieu* — autrefois *rue des Charrons* — aux numéros 10 et 12 bis. Mais l'importance de cette maison de charité devait être d'autant moins grande que la commune avait le droit de faire transporter ses malades à la léproserie de Franconville. Aussi en 1634, le curé Blaise Pierre, adressa-t-il une supplique à l'archevêque de Paris afin d'obtenir l'autorisation de créer une confrérie de dames pour l'assistance matérielle et spirituelle des malades. Cette autorisation fut accordée et ce fut Vincent de Paul lui-même qui, le 24 août 1634, vint procéder à l'organisation de cette confrérie qui dura quarante-six ans et ne put se soutenir plus longtemps. En 1680, il intervint une nouvelle association entre cinq filles résolues à servir les pauvres de l'hôpital. Par devant notaire, elles se firent un don mutuel de leurs rentes, meubles et ustensiles. de tout ce qu'elles possédaient et en cas de non remplacement de celles qui mourraient, toute leur fortune mobilière et immobilière resterait acquise à l'hôpital. Toutefois, bien avant cette date, des legs importants avaient été faits à la Maison Dieu. Le premier en tête du relevé des donateurs fait par M. Chevalier sur les comptes de l'hôpital est M. RAGARU, conseiller du Roi et propriétaire qui, en 1636, donna une somme de quinze cents livres. Plus tard, en 1674, M. René COIFFIER, prêtre seigneur de Roquemont, demeurant à Paris, paroisse de Saint-Médéric — aujourd'hui par abréviation Saint-Merri — légua, par testament, sa maison et ses dépendances, sises *rue des Murs Fondus*, quartier de Guienne, afin de loger plus commodément les pauvres de l'hôpital. Ce legs comportait deux maisons : une grande et une petite. Cette dernière devant profiter à la gouvernante du testateur sa vie durant, la grande, seule, fut tout d'abord affectée à l'hôpital depuis 1675 jusqu'en 1719. En 1644, trois maisons contiguës à celle de M. Ragaru avaient été vendues à trois vignerons qui ne purent faire face aux obligations que comportait leur acquisition. Alors, Madame Larchet, la propriétaire, obtint en 1714 un jugement d'expropriation contre ses acquéreurs, reprit ses immeubles et les vendit aux administrateurs de l'hospice. Enfin en 1718, Madame *de Labattre*, veuve de Claude Le Roux, écuyer du roi, seigneur du château de Père, donna une somme de 8000 livres pour la construction d'un bâtiment destiné aux malades. Dans la même année, les plans furent dressés par M. Coquet, architecte à Paris et enfin les travaux de transformation ou de reconstruction des bâtiments furent adjugés à Jacques Potheron, maître maçon pour la somme de 5700 livres et terminés un an après. D'autres adjonctions ont été faites depuis.

L'Hôtel de Ville.

Nous avons dit, ailleurs, que lors de la vente du Monastère, la commune acheta toute l'ancienne geôle pour y installer la mairie. « La salle d'audience, dit M. « Chevalier, avait 6 mètres 66 de long sur 8 mètres de « large et deux petites chambres y étaient attenantes. » Telle fut la première maison commune. Mais au bout.

d'une trentaine d'années, les bâtiments menaçaient ruine. Ils furent vendus avec réserve d'une portion de jardin qui servit à l'élargissement de la *rue des Boucheries*. Sur ces entrefaites, la commune avait fait l'acquisition, en 1836, d'un hôtel construit en 1600 par le fermier du bac et habité, dans la suite, par un capitaine des gardes suisses en garnison à Argenteuil. En effet, alors qu'une enceinte de fortifications protégeait la localité, sa garde en était confiée à des Suisses. Quelques-uns d'entre eux se marièrent dans leur garnison et firent souche de familles dont il existe encore des descendants. Mais revenons à l'hôtel de ville. Il devint la propriété d'un des officiers dont la famille ne quitta Argenteuil qu'au moment de la Révolution vendant l'immeuble. Puis la commune l'acquit des héritiers Desains. Mais, par suite d'un don que vient de faire M. Alfred Collas, ancien Président du Tribunal de Commerce de Versailles, à la ville d'Argenteuil, la Mairie, dans un temps très prochain, sera installée rue des Gobelins et boulevard Héloïse. C'est en effet, de cette grande propriété faisant face à la rue de la Liberté, que M. A. Collas vient de faire don à la ville, à charge par celle ci d'accomplir certaines volontés du donateur. En agissant ainsi, M. Collas a certainement voulu continuer les généreuses traditions de sa famille, dont nous avons mentionné, dans le cours de notre monographie, les actes de générosité. Nous croyons utile d'inscrire ici les noms des différents maires d'Argenteuil depuis la constitution de l'an VIII (1800) : MM. J. B. DULONG, pendant 15 ans — J. A. COLLAS, durant les premiers mois de 1815 — J. G. COLLAS✳ 1815 à 1821 — J. Ch.

MAINGOT, 1821 à 1826 — H. BERNIER, 1826 à 1831 — J. RÉCAPPÉ, 1831 à 1835 — M. BERINGIER, 29 avril au 26 novembre 1835 — L. DUBAUT du 20 juin 1836 au 8 mai 1842 — Ch. B. TOUZELIN du 8 mai 1842 au 7 septembre 1843 — E. O. CHEVALLIER ※ du 7 septembre 1843 au 25 mai 1847 et du mois d'octobre 1847 au 11 mars 1848 — J. J. COLLAS du 11 mars 1848 au 12 septembre 1848 — J. RÉCAPPÉ ※ (pour la seconde fois), du 12 septembre 1848 au 24 juin 1851 — Ch. B. TOUZELIN, (pour la seconde fois) du 24 juin 1851 à mai 1865 — AUBRY de 1865 à 1870 — TAILLANDIER, 1870 à 1871 (maire provisoire) — CHARPENTIER, de 1871 à 1878 — DAUTIER, de 1878 à 1892 — DEFRESNE-BAST, de mai 1892 au 18 mai 1896 — LABRIERRE, à partir de mai 1896 et Maire actuel.

Pour terminer ici cette partie de notre monographie, nous mentionnerons également les noms inscrits en lettres dorées sur une plaque de marbre noir qui est située dans le vestibule du premier étage de la mairie. Ce sont ceux des bienfaiteurs de l'asile des vieillards de la ville d'Argenteuil fondé en 1873. Le premier est M. COLLAS, Marc-Antoine-Claude et LESUFFLEUR, Marie Léonie, son épouse. Puis viennent ensuite par ordre d'inscription d'année des dons : 1875, COLLAS, Jean-Eugène-Joseph et CHEVALIER, Marie-Sophie, son épouse — Veuve TOUZELIN, Louis Marie Emmanuel Borromée née LAROTIÉ Louise Reine Octavie et ses enfants — 1877, Veuve COLLAS Grégoire François née CHARPENTIER, Augustine Céleste et ses enfants — 1878, SAMSON Nicolas, ancien bijoutier — 1881, COLLAS Eugène Amédée — 1882, LHÉRAULT Pierre Louis — 1888, LESECQ Denis Alexandre

Gabriel ; BAST Etienne André et Mme BAST, née RACT ; DAVID, famille et héritiers — 1889, BOUCHER-ROY Henri Marie Lubin — 1891, COLLAS Amédée Paul et TOUZELIN Marie Louise Joséphine Delphine son épouse — 1892, Veuve ABRAHAM Pierre Antoine, née COTTARD Marie Louise Denise — 1893, DEFRESNE Jacques Gustave et BAST Joséphine Clémence son épouse: Veuve BARRÉ Nicolas Hubert née ROLLAND Adélaïde veuve BOUCHER Henri Marie Lubin née ROY Aspasie — 1894, Veuve LESCOT Jean Baptiste Nicolas, née LESECQ Marie Jeanne et enfin, 1896, LABRIERRE Alfred Auguste, Maire.

Vieilles familles

L'abbé Lebeuf, dans son *Histoire du Diocèse de Paris,* a relevé les noms inscrits sur les différentes pierres tombales qui existaient dans la vieille église. Entre autres noms de famille existant encore à Argenteuil, nous remarquons celui de Girardin. En 1580, un sieur Macé Girardin décéda le 14 décembre après avoir été « recourbé par les » Huguenots à la poursuite de cette église ». D'autre part en compulsant les archives de Seine-et-Oise, nous avons eu l'occasion de relever des noms de famille plusieurs fois répétés en des actes remontant à plusieurs siècles. Les premiers en date sont ceux de POTHERON et de CHEVALLIER. En effet, en 1448, Jean POTHERON, accompagné de son parrain Jean CHEVALLIER, rend hommage à Guillaume Guillemière, Prieur d'Argenteuil, pour un fief qu'il tenait au lieu dit le *Tronc.* Viennent ensuite, en 1644, ROBERGE, TARET, YON, acquéreurs des immeubles repris par Mme

Larchet pour être revendus à l'hôpital. La famille
DEFRESNE est à mentionner également. Au XVIIᵉ siècle,
Simon Defresne importe un plant de vigne de l'espèce
dite : *Gamet* noir qu'il rapporta de Bourgogne où il avait
été milicien.

Nous avons interrogé beaucoup de personnes sur l'origine
de leur famille. C'est surtout vers celles qui portent le
nom de Collas ou Colas que se sont portées nos inves-
tigations. Aucune n'a pu nous répondre de manière à
préciser cette origine et l'époque à laquelle il pourrait
être possible de la faire remonter. Les arbres qui ont fait
souche ont tellement étendu leurs rameaux et ceux-ci,
à leur tour, se sont tellement développés, que l'on aurait
beaucoup de peine à établir le lien de parenté, même
éloigné, qui existe peut-être entre toutes les personnes
portant le même nom de COLLAS. Il serait pourtant
curieux de fixer cette origine et aussi l'étymologie de ce
nom. En ce qui concerne cette dernière particularité, il est
établi que dans les temps anciens, les peuples de la Gaule
et de la Germanie avaient pour dénommer les hommes et
les agrégations d'hommes, une manière particulière
qu'on retrouve chez tous les peuples enfants, que le P.
Charlevoix a retrouvée chez les Iroquois ainsi que chez
les Hurons du Canada et qui, à défaut de toute autre
indication, suffirait à nous apprendre combien nos ancêtres
étaient alors peu avancés dans la civilisation. En em-
pruntant des dénominations à leur rang, à leur aptitude,
aux qualités par lesquelles ils jetaient quelque éclat, nos
ancêtres constituèrent ainsi une noblesse, mais ces
dénominations, apportées en quelque sorte dans la Gaule

par les Germains, disparurent peu à peu sous la seconde race, après avoir subi des altérations sensibles à ce point que la signification en arriva à être inconnue. Ensuite on adopta la coutume de prendre pour soi et de donner à ses enfants le nom du saint sous le patronage duquel eux et soi-même étaient placés à la cérémonie du baptème. C'est ainsi, croyons-nous, que s'explique le nom de *Colas*. Tout d'abord le nom originel dut être *Nicolas* ; puis vint sans doute l'altération due à l'abréviation, à la familiarité et *Nicolas* devint *Collas*. Celui de *Chevalier*, s'explique seul, sans grande science.

Les Célébrités

Dans l'examen que nous allons faire des personnages liés d'une façon quelconque à l'histoire d'Argenteuil, nous croyons devoir commencer par ceux qui y sont nés. Pour mémoire seulement nous mentionnerons *Jacques de Vitry*. Quelques biographes le font naître à Vitry-sur-Seine ; d'autres à Argenteuil. Il embrassa la carrière ecclésiastique, devint prédicateur et fut jugé digne d'occuper le siège épiscopal de Ptolémaïs. Innocent III le chargea de prêcher en Belgique et en Allemagne la Croisade contre les Albigeois — 1207 — Sa mission terminée, il se démit de son évêché, retourna au monastère d'Oignies d'où Grégoire IX le fit sortir pour lui donner la pourpre et l'évêché de Tusculum. Il mourut à Rome en 1244 laissant entre autres ouvrages religieux une *Histoire orientale* et une *Histoire occidentale*.

COLLAS *(Jean-Jacques)* né à Argenteuil, fut le premier

maire de la commune quand la loi du 22 Décembre 1789
eut établi que ce magistrat serait élu en Assemblée générale par les citoyens actifs. Puis en 1791, il fut nommé
député à l'Assemblée législative remplacée, dans la suite,
par la Convention Nationale.

CHEVALLIER (*Etienne)* fut élu député de 1789 à 1791,
aux Etats-Généraux qui devinrent l'Assemblée Constituante. Comme maire de la commune, il succéda à M.
Collas.

ROY (*Denis).* Etait simple vigneron. L'irréprochabilité
de sa vie, l'intégrité de son caractère le firent désigner
au choix comme juge de paix. Puis, envoyé par ses
concitoyens à la Convention, il y siéga de 1792 à 1795.

PUISEUX (*Victor Alexandre*), géomètre. Naquit à Argenteuil le 16 avril 1820, fut une des gloires de l'Université.
Maître de Conférences à l'Ecole normale en 1849, il quitta
ce poste pour devenir membre du bureau des longitudes,
remplissant en même temps les fonctions de chef de
bureau des calculs de l'Observatoire de Paris. Nommé en
1857 professeur de mécanique céleste à la Sorbonne, il
garda cette chaire jusqu'en 1882. Forcé de la quitter par la
maladie, il mourut à Fontenay (Jura) en 1883. Puiseux
était membre de l'Académie des Sciences depuis 1871.

MIRABEAU — *Victor Riguetti* (Marquis de) né à Perthuis
en Provence le 5 octobre 1715, d'une famille italienne, les
Arrighetti dont par corruption on a fait Riguetti, que les
troubles civils avaient chassée de Florence pendant le
XIVᵉ siècle. Le Marquis de Mirabeau serait oublié
aujourd'hui, comme le sont ses ancêtres, si le grand

Mirabeau, son fils, n'eût jeté, sur son père, un rayon de cette célébrité qui s'est attachée à son nom. Le marquis n'avait cependant rien négligé de ce qu'il fallait faire pour remplir le monde de sa gloire. Il se croyait d'une race faite pour commander aux hommes et exigeait que les curés placés sur ses terres proclamassent cette supériorité du haut de la chaire à ses paysans assemblés. Ambitieux, et persuadé que son génie devait le pousser au pouvoir, il fixa sa résidence à Paris, et s'y occupa de travaux économiques d'après les principes de Quesnay qu'il appelait le maître de la science et qu'il plaçait sans hésiter au-dessus des plus grands noms de l'antiquité. Il n'apporta, d'ailleurs, dans l'étude de cette science qui naissait à peine aucune méthode, aucun ordre, aucune idée nouvelle. On a désigné longtemps le recueil de ses idées économiques sous le nom d'*Apocalypse d'Economie politique*. Le Marquis était beaucoup plus occupé de lui-même et de l'effet qu'il voulait produire que de la science elle-même. Un de ses ouvrages, la *Théorie de l'Impôt*, lui valut les honneurs de la Bastille. On parla de lui : c'était ce qu'il désirait le plus. La plus remarquable de ses productions : *l'Ami des hommes*, nom sous lequel on le désigna plus tard lui même, fut traduite en Angleterre et à Florence. Elle fit quelque sensation en France, moins par la valeur du fonds que par un style bizarre et affecté par une forme amphigourique et déclamatoire. Aimé des hommes, avocat des paysans dans ses écrits, il les tourmentait, dit La Harpe, par ses prétentions seigneuriales dont il était extrêmement jaloux. Il était le bourreau de sa famille qu'il attristait autant par ses dérèglements que par ses persécutions. Jaloux de la supériorité de son fils, on sait avec quelle persévérance il le maltraita. Il suffira de dire qu'il obtint de l'amitié des ministres, 54 lettres de cachet contre sa famille. Ce faux ami des hommes entretenait d'intimes relations avec le sinistre ami du peuple : Marat. Si le fait est exact, c'est la preuve qu'il y a des affinités fatales. Enfin, Mirabeau, avare, désespéré, seul, haï de tous, mourut à Argenteuil, le 13 juillet 1789, la veille du jour où devait tomber cette Bastille où il avait voulu faire enfermer tout ce qui ne s'inclinait pas devant ce qu'il appelait prétentieusement son génie ou devant son caprice.

BERTHOUD *(Louis)*, était le neveu de Ferdinand Berthoud, mécanicien de la marine et membre de l'Institut. Ferdinand fut le premier qui construisit les horloges marines dont on a fait tant d'usage pour connaître la longitude en mer. Mais son neveu Louis, après avoir inventé les châssis de compensation, fit des montres marines qui eurent sur celles de son oncle les préférences des navigateurs. Louis Berthoud mourut à Argenteuil le 17 septembre 1813.

COLLAS *(Achille)* mécanicien et artiste, naquit à Paris en 1895, mais fut élevé à Argenteuil par sa grand'mère. Pendant son apprentissage, il compléta son instruction et parut vouloir devenir médecin. Mais la circonscription le prit. Libéré en 1814, il entra dans l'industrie où il devait s'illustrer par ses inventions. En 1822, il inventa une machine à faire des agrafes ; en 1826, une machine à graver les poinçons pour boutons irisés ; en 1828, une machine à guillocher les rouleaux pour l'impression des

indiennes ; en 1831, un tour vertical pour réduire et graver en taille douce les bas reliefs et les médailles. Il en
fit l'application au Trésor de nusmimatique et ghyptique,
en 906 planches in-folio. Il en fit une adaptation à la
gravure, qui lui permit, en 1849, de graver en quelques
jours les 7,000 bulletins de vote de l'assemblée législative, travail pour lequel il aurait fallu alors 700 ouvriers.
Entre temps, c'est-à-dire en 1836, Collas inventait un
tour pour réduire les bustes et les statues. C'est cette
dernière invention qui causa la plus grande sensation.
Grâce à elle, on peut reproduire les chefs-d'œuvre des
sculpteurs anciens. Ce fut d'abord la Vénus de Milo, puis
le Moïse de Michel-Ange et enfin la Diane de Gabies, qui
furent réduites et vulgarisées.... Collas, passa sa vie
dans les ateliers, travaillant lui- même, cherchant toujours, s'efforçant d'atteindre à la perfection. Il eût le sort
de tous ceux qui ont en eux le génie de l'invention.
Vivant en dehors de toutes préoccupations matérielles, il
était pauvre. Et ce fut avec une rare indifférence, sans
quitter son occupation, qu'il reçut la croix de la Légion
d'honneur. Après sa mort, survenue en 1859, le Conseil
municipal d'Argenteuil voulut donner à une des rues de
la Ville, le nom d'Achille-Collas, mais la Préfecture de
Versailles refusa. Et cependant des noms moins dignes
d'être honorés s'étalent sur les plaques bleues...

Il y eut aussi un d'ERLACH (*Jacob*),dont parlent fréquemment les habitants d'Argenteuil. Quel est ce baron ? Les
biographies les plus complètes mentionnent des barons
d'Erlach. Il en est un entre autres qui, sous Louis XIII,
commanda une compagnie de gardes suisses mais il

s'appelait François Louis et mourut en 1651, alors que celui dont il s'agit se nommait Jacob et mourut en 1694. En somme, croyons-nous, le plus grand titre à la célébrité qu'eut le baron Jacob d'Erlach fut celui mentionné par l'épitaphe de sa pierre tombale, épitaphe relevée par l'abbé Lebeuf, c'est de s'être converti au catholicisme.

La tradition assure que BOSSUET d'abord, KLÉBER ensuite, habitèrent le château du Marais. Dans nos recherches nous avons bien trouvé que Bossuet louait le Marais pour la somme de 850 livres. Seulement le document en question, un état des revenus des religieux Bénédictins, porte que cette location s'exerçait pendant les années 1712 à 1716. Or, malheureusement pour l'exactitude dudit document, Bossuet est mort en 1704. En ce qui concerne Kléber, nous n'avons rien trouvé, pas même dans ses *Mémoires*. Et cependant beaucoup d'habitants d'Argenteuil affirment avec une conviction profonde que Kléber habitait le Marais lorsqu'il partit pour l'Egypte et qu'à son départ d'Argenteuil, il était accompagné par un nommé Dargevel qui fonda, au Caire, le premier café français.

Noms de rues

Il nous a paru intéressant de rechercher la raison d'être de la dénomination de certaines rues d'Argenteuil. Le cadre un peu restreint de notre travail ne nous a point permis de les examiner toutes. Nous ne nous sommes attachés qu'à quelques-unes, laissant à d'autres qui projettent un travail beaucoup plus important, beaucoup plus étendu que le nôtre, de prendre une à une les rues d'Argenteuil et d'en expliquer — c'est la grâce que nous leur souhaitons — la dénomination d'une façon sensée. On nous permettra de ne suivre aucun ordre et de prendre chaque rue au hasard de nos notes.

Rue de Pontoise.— S'appelait *rue des Demoiselles*, il y a 400 ans. A reçu ce nom en raison de sa direction vers Pontoise, la sous-préfecture du département la plus voisine.

Rue des Ouches.— Autrefois ouche signifiait terrain en friche. Il est donc à supposer que cette partie de la localité était en partie composée de terrains incultes ou que, à son origine, cette voie aboutissait à des terrains non cultivés.

Rue Pierre Joly.— Cette rue reçoit son nom d'un grand établissement industriel qui appartenait autrefois à M. Pierre Joly.

Rue du Carême Prenant .— Nous n'avons rien trouvé dans nos recherches qui soit de nature à nous éclairer sur les raisons de cette dénomination que nous ne nous expliquons pas.

Rue Zacharie.— Dans un titre qui se trouve aux archives du département, on trouve la vente, en **1271,** d'une maison sise rue Zacharie. C'est tout ce que nous pouvons dire.

Rue de Traverse.— S'appelait autrefois *rue Sainte-Garde.*

Rue de la Liberté.— Anciennement *rue de la Dîme*

à cause de l'hôtel de la Dîme. dont nous avons parlé à propos de l'abbé Fleury qui l'habita.

Rue de l'Hôtel-Dieu.— S'appelait au XIVᵉ siècle, *rue Richebord*, puis au XVIIᵉ *rue des Charrons*. En lui donnant son nom actuel, on a vraisemblablement voulu évoquer le premier Hôtel - Dieu dont nous avons parlé à l'article *Hôpital*. Plus tard elle fut dénommée *rue de la Corne* parce que, dit-on, c'est dans cette rue que celui qui, pour toute la localité, conduisait les vaches à la pâture, commençait à appeler, à l'aide d'une corne, les bestiaux des cultivateurs.

Rue Centrale. — Anciennement *rue des Vaches*, parce que dit encore la tradition c'est dans cette rue que demeurait l'homme qui était chargé de conduire les vaches aux champs.

Rue Grégoire-Collas. — Nom d'un ancien maire que nos lecteurs ont certainement remarqué. M. Collas fut d'ailleurs un des bienfaiteurs d'Argenteuil. Outre les nombreux dons que fit M. Collas aux différentes institutions de bienfaisance de la ville, il donna cent mille francs pour la construction de l'église actuelle ; c'est encore à la générosité de la famille Colas que l'on doit la fondation de l'école qui existe dans cette rue dénommée autrefois rue Naveau.

Rue des Boucheries. — Autrefois une spécialité commerciale se cantonnait dans une rue. Il y avait, et on trouve encore en certains endroits, la rue au Pain où étaient les boulangers, la rue des Huilliers où étaient les marchands d'huile, etc. Ce que nous venons de dire suffit à expliquer la rue des Boucheries.

Rue Diane. — On est quelque peu tenté de croire, à Argenteuil, la légende qui veut que cette rue ait reçu son nom de Diane de Poitiers. Personnellement, nous n'y croyons pas. Diane de Poitiers n'a pu venir et n'est pas venue habiter cette partie d'Argenteuil par l'excellente raison que sous François Ier cet endroit n'était qu'un affreux marécage. Nous serions plutôt tenté de croire que cette rue a reçu son nom de son ancienne dénomination en tant que *lieu-dit.* En effet, il n'y a pas encore bien long-temps on disait, dans le pays, de quelqu'un habitant cet endroit, qu'il habitait en *Diane.* Et ce nom aurait été donné à ce lieu, dit la tradition, à cause d'un autel élevé à la déesse dans le voisinage à l'époque romaine.

Ce que nous venons de dire à propos de la rue Diane peut s'appliquer à beaucoup d'autres voies d'Argenteuil dont la dénomination semble inexplicable. Quand les fiefs existaient, leurs propriétaires leur donnaient un nom, le plus souvent tiré de leur imagination ou quelquefois dû à un hasard, puis ajoutaient à leur nom : *Seigneur de tel ou tel endroit.* La désignation de ces lieux a survécu aux bouleversements sociaux. Puis, les villes s'étendant, ont envahi ces espaces dont le nom, loin de tomber dans l'oubli, se perpétue en servant, aujourd'hui, à désigner des quartiers.

La Noblesse d'Argenteuil

Nous ignorons s'il y eut une Noblesse d'Argenteuil. Aucun monument historique n'en parle. Toutefois, au cours de nos recherches, nous avons trouvé un Thibaud d'Argenteuil qui fut écuyer sous Philippe le Hardi et son fils Jean est mentionné parmi les bienfaiteurs de l'abbaye du Val. En 1226, un Thomas d'Argenteuil, prévôt de l'église d'Arras, fut tué dans la cathédrale de cette ville. Enfin, au début de la guerre de Cent ans, sous Philippe VI de Valois, un Robert d'Argenteuil fut un des « Chevaliers du lièvre. » Voici l'anecdote : En temps ordinaire, la réception d'un chevalier était toujours accompagnée d'un certain cérémonial. Mais à la veille d'un combat, au moment même de la bataille, il arrivait fréquemment que sans aucune cérémonie on créait de nouveaux chevaliers. « Les « armées de Philippe de Valois, dit Froissart, et d'Edouard « d'Angleterre étaient près d'en venir aux mains à Viron- « fosse, en Thiérache, lorsqu'un lièvre se leva aux premiers « rangs de l'armée française ; les soldats ayant à cette vue « poussé de grands cris on crut à l'arrière-garde que la « bataille commençait et le comte de Hainaut qui la com- « mandait créa, en toute hâte, quatorze chevaliers. Mais « la bataille n'eut pas lieu et ces chevaliers furent appelés « *chevaliers du lièvre.* »

1870-71

C'est vers le XIIe siècle que l'on voit poindre le sentiment national. A cette époque les différentes provinces dont se compose aujourd'hui le territoire français se sentirent déjà rattachées les unes aux autres, malgré les rivalités locales et les conditions diverses de leur existence par un grand intérêt commun. « Alors, au-dessus de l'esprit local, a dit « Michelet, s'élève peu à peu l'esprit national. La nationa- « lité s'éveilla par la haine de l'étranger. La vie ne fut « plus seulement dans les villes ; les campagnes y parti- « cipèrent. Le paysan comprit que lui aussi il était « français et il délivra la France. Après les désastres qui « attirèrent sur le pays Crécy, Poitiers, Azincourt, et « l'invasion anglaise, ce que n'avaient pu faire ni les « nobles, ni les bourgeois, ni les armées mercenaires, le « paysan le fit. Le peuple des campagnes qui, dans la « Jacquerie, était apparu comme une bête sauvage, se fit « homme, se transfigura et s'idéalisa dans la Pucelle « d'Orléans. » Depuis lors, ce sentiment alla toujours se fortifiant et donna lieu à des actes de dévouement et d'abnégation envers la Patrie qui furent accomplis avec une telle simplicité que celle-ci atteignit parfois le sublime.

Et à mesure que les siècles s'écoulèrent ces mêmes actes se renouvelèrent aux heures où la France menacée demanda à ses enfants le sacrifice de leur vie. Exemples : A Valmy, les Prussiens de Brunswick croyaient avoir bon marché de l'armée républicaine composée, comme disaient les émigrés, de vagabonds, de tailleurs et de savetiers. Ils se préparaient, soutenus par leur cavalerie, à enfoncer les lignes françaises. Mais tout à coup, quand la fumée de leurs canons fut dissipée, ils virent devant eux trente mille hommes ayant Kellermann à leur tête. Tous avaient leur chapeau au bout de leur épée ou de leur baïonnette. Alors, spectacle grandiose qui stupéfia l'ennemi, ces

trente mille hommes, entraînés par leur général en chef, s'élancèrent à la baïonnette sur les Prussiens, répétant, en une clameur formidable, dix fois le cri de : Vive la Nation !
..... Près d'un siècle plus tard, en 1870, l'armée de Mac-Mahon était débordée. La retraite était compromise. Le général de Lartigue avait épuisé ses réserves d'infanterie. Il appela sa dernière, sa suprême ressource : la brigade de cuirassiers Michel. Le général Duhesme, qui commandait la division, comprit ce qu'on attendait de ses hommes. Malade, ne pouvant monter à cheval et se mettre à leur tête, pour faire comme eux, pour trouver sur le champ de bataille, la mort glorieuse des héros, il se prit à pleurer en disant : Mes pauvres cuirassiers ! ... Mais bientôt l'hésitation ne fut plus permise. L'heure devenait grave. Il fallait sauver l'armée. Alors, pendant que le soleil se mire dans les cuirasses, dans un étincellement magnifique, enveloppée d'une radiosité éclatante qui semble être l'avant-courrière de l'auréole de gloire qui maintenant enveloppe son souvenir, la brigade se range. Puis, droits sur leur selle, la figure grave, solennels de la solennité terrible de l'instant, le regard perdu dans la vision rapide de toutes leurs affections, sans défaillance, soutenus par l'invisible âme de la Patrie qui plane sur eux, le sabre à la main, au premier commandement, les cuirassiers, allant à la mort, à la gloire, s'élancent au cri de : Vive la France !.....
Valmy et Reischoffen, deux exemples entre mille ! car notre histoire est pleine de ces héroïsmes qui se répèteront tant qu'il existera un Français. Population essentiellement française, celle d'Argenteuil. Elle sut faire son devoir en 1870. Pendant que ceux qui pouvaient porter les armes

se rendaient aux armées, les autres supportaient avec la dignité courageuse qui convient au malheur la présence de l'ennemi au milieu d'eux. Mais cette dernière épreuve, imposée à la Patrie, devait porter ses fruits. Les Argenteuillais, animés d'un très vif sentiment national, comprirent « que les lois immanentes » ne sont pas toujours un vain mot. Sans en parler jamais, mais en se prescrivant à eux-mêmes d'y penser sans cesse, ils instituèrent des sociétés de tir, des sociétés de gymnastique, à côté de celles dont le but est d'établir une solidarité entre ceux qui combattirent en 1870. Et toutes ces sociétés, on n'en compte pas moins de cinq, se complétant les unes par les autres, préparent à la Patrie des générations dignes de celles qui les ont précédées, dignes à tous égards de la France jamais abattue, toujours debout !...

FIN

MAISON FONDÉE DEPUIS 1860

ÉPICERIES EN GROS

Vᵉ OLLIVET - LEMISTRE

OLLIVET - FAUTIER Succⁱ

37, rue Saint - Germain, ARGENTEUIL

DROGUERIES, PRODUITS CHIMIQUES

EAUX MINÉRALES

Saint - Galmier — Vichy — Vals

Agence de Locations, A. Ledru.— Grand choix de Maisons à louer.— Recouvrements.— Prêts hypothécaires. — Gérance de Propriétés.— Achat et Vente d'Immeubles.- Bureaux: *Argenteuil, 4, rue d'Enghien* (près la Gare).

Armurier, ARMES DE LUXE.— Réparations. — Médaille de Bronze à l'Exposition Universelle de 1889. **L. Isaac,** *13, Grande-Rue, Argenteuil.* Fabrique de Vélocipèdes.-- Représentant des premières MARQUES FRANÇAISES.— Atelier de réparations.— Pièces détachées en tous genres.— Nickelage.— Emaillage.— Echange.— Vente.

Couleurs et Vernis, Maison Bray-Lamulle, **Bray** fils, Successeur, *62*, *Grande Rue, Argenteuil.*— Herboristerie et droguerie.—Fournitures pour Yachts.— Artifices et articles pour illuminations.— Produits pour l'agriculture.

Eaux de Seltz, (Fabrique) **R. Guenin,** *4, rue de l'Hôtel-Dieu. Argenteuil.*— Dépôt d'Eaux Minérales, etc.— Fabrique d'Eau de Seltz.— Limonades gazeuses.— Sirops assortis.— Bouteilles vides de Saint-Galmier, 1er choix, à vendre.

Herboristerie, Maison Bray-Lamulle, **Bray** fils, Successeur, *62, Grande - Rue, Argenteuil.*— Couleurs et Vernis. — Fournitures pour Yachts. — Artifices et Articles pour Illuminations. — Produits pour l'Agriculture.

HOTEL dit du GRAND CERF, **L. Lemoine,** *133, Grande Rue, Argenteuil.* — Rendez-vous des Bicyclistes. — Noces. — Banquets. — Commandes pour la ville.— Déjeuners et dîners, à prix fixe et à la carte. (Voir l'annonce p. 2).

Maçonnerie, **Roucamps,** successeur de son père en 1866, Entrepreneur à Argenteuil, *Rue de Pontoise prolongée.*—Maison fondée en 1842. — Travaux en ciment. — Bassins.— Monuments funéraires, etc.

www.ingramcontent.com/pod-product-compliance
Lightning Source LLC
Chambersburg PA
CBHW070904210326
41521CB00010B/2055